I. — ÉTAT DES GRADES

de pharmacien de 1re et de 2e classe, conférés de 1814 à 1894.

II. — TABLEAU COMPARATIF

de l'exercice de la pharmacie en 1874 et 1894.

III. — TABLEAU COMPARATIF

indiquant par département, le rapport du nombre des pharmaciens avec la population en 1874 et 1894.

IV. — ÉTAT DES GRADES

de pharmacien de 1re et de 2e classe, conférés de 1814 à 1894 par l'École supérieure de pharmacie de Paris.

V. — STATISTIQUE

des inscriptions prises depuis l'année scolaire 1884-1885.

VI. — STATISTIQUE

des examens subis depuis l'année scolaire 1884-1885.

PAR

J. MANQUAT

Commis au Secrétariat de l'École supérieure de Pharmacie de Paris.

PARIS

F. PICHON, IMPRIMEUR-ÉDITEUR,

282, RUE SAINT-JACQUES, ET 24, RUE SOUFFLOT.

1895

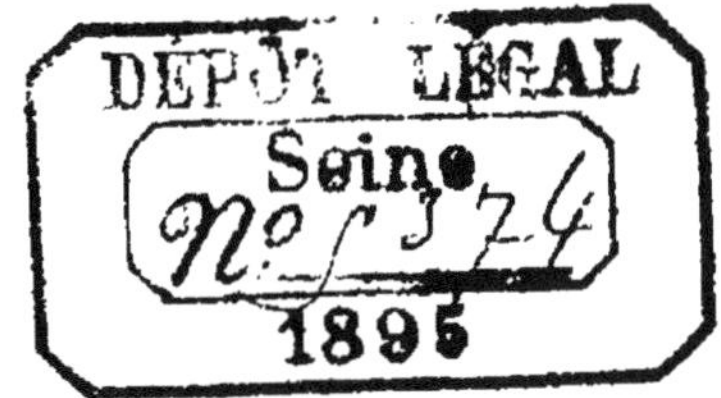

État des grades

De Pharmacien de 1re et de 2e classe conférés de 1814 à 1894, par les Écoles supérieures, les Facultés mixtes, les Jurys médicaux et les Écoles préparatoires.

| | | PHARMACIENS | | | | |
| | | DE 2ᵉ CLASSE | | | | |
ANNÉES	DE 1ʳᵉ CLASSE	reçus par les jurys médicaux.	reçus par les écoles préparatoires de médecine et de pharmacie.	reçus par les écoles supérieures et Facultés mixtes.	TOTAL des pharmaciens de 2ᵉ classe.	TOTAL GÉNÉRAL
1814.....	36	87	»	»	87	123
1815.....	39	77	»	»	77	116
1816.....	65	162	»	»	162	227
1817.....	53	159	»	»	159	212
1818.....	61	143	»	»	143	204
1819.....	47	115	»	»	115	162
1820.....	47	124	»	»	124	171
1821.....	67	160	»	»	160	227
1822.....	66	134	»	»	134	200
1823.....	66	141	»	»	141	207
1824.....	66	165	»	»	165	231
1825.....	92	201	»	»	201	293
1826.....	90	134	»	»	134	224
1827.....	62	94	»	»	94	156
1828.....	93	106	»	»	106	199
1829.....	75	174	»	»	174	249
1830.....	85	103	»	»	103	188
1831.....	74	124	»	»	124	198
1832.....	80	174	»	»	174	254
1833.....	110	136	»	»	136	246
1834.....	109	185	»	»	185	294
A reporter.	1.483	2.898	»	»	2.898	4.381

ANNÉES.	DE 1re CLASSE.	PHARMACIENS				
		DE 2e CLASSE				
		reçus par les jurys médicaux.	reçus par les écoles préparatoires de médecine et de pharmacie.	reçus par les écoles supérieures et facultés mixtes.	TOTAL des pharmaciens de 2e classe.	TOTAL GÉNÉRAL
Reports..	1.483	2.898	»	»	2.898	4.381
1835.....	123	118	»	»	118	241
1836.....	116	168	»	»	168	284
1837.....	114	137	»	»	137	251
1838.....	123	172	»	»	172	295
1839.....	139	172	»	»	172	311
1840.....	174	201	»	»	201	375
1841.....	148	76	»	»	76	224
1842.....	215	176	»	»	176	391
1843.....	261	186	»	»	186	447
1844.....	297	58	»	»	58	355
1845.....	124	49	»	»	49	173
1846.....	89	109	»	»	109	198
1847.....	87	124	»	»	124	211
1848.....	54	81	»	»	81	135
1849.....	67	97	»	»	97	164
1850.....	81	144	»	»	144	225
1851.....	72	62	»	»	62	134
1852.....	89	147	»	»	147	236
1853.....	110	64	»	»	64	174
1854.....	116	66	»	»	66	182
1855.....	135	»	99	7	106	241
1856.....	110	»	96	9	105	215
1857.....	121	»	108	14	122	243
A reporter.	4.448	5.305	303	30	5.638	10.086

Nota. — La condition du diplôme de bachelier imposée par l'ordonnance de 1840 ne devenait obligatoire, d'après l'article 25 de cette ordonnance, qu'à partir du 1er janvier 1844. La tolérance a même été prolongée pour les candidats des jurys jusqu'en 1850.

ANNÉES.	DE 1re CLASSE.	PHARMACIENS				TOTAL GÉNÉRAL.
		DE 2e CLASSE				
		reçus par les jurys médicaux.	reçus par les écoles préparatoires de médecine et de pharmacie.	reçus par les écoles supérieures et facultés mixtes.	TOTAL des pharmaciens de 2e classe.	
Reports..	4.448	5.305	303	30	5.638	10.086
1858.....	85	»	95	20	115	200
1859.....	62	»	91	20	111	173
1860.....	61	»	138	20	158	219
1861.....	51	»	124	28	152	203
1862.....	69	»	130	13	143	212
1863.....	47	»	139	31	170	217
1864.....	55	»	131	26	157	212
1865.....	67	»	174	25	199	266
1866.....	55	»	183	23	206	261
1867.....	70	»	172	24	196	266
1868.....	102	»	157	44	201	303
1869.....	109	»	212	80	292	401
1870.....	101	»	142	70	212	313
1871.....	85	»	193	47	240	325
1872.....	114	»	268	66	334	448
1873.....	130	»	246	87	333	463
1875-1876	79	»	274	74	348	427
1876-1877	97	»	214	127	341	438
1877-1878	146	»	229	82	311	457
1878-1879	133	»	229	82	311	444
1879-1880	132	»	241	107	348	480
1880-1881	134	»	241	77	318	452
1881-1882	123	»	217	92	309	432
1882-1883	131	»	241	87	328	459
À reporter.	6.686	5.305	4.784	1.382	11.471	18.157

Nota. — Les Facultés mixtes de Lyon et de Lille ont été créées en 1876-1877 ; celle de Bordeaux en 1876-77, et Toulouse en 1878-79.

| ANNÉES. | DE 1re CLASSE. | PHARMACIENS |||||
| | | DE 2e CLASSE |||||
		reçus par les jurys médicaux.	reçus par les écoles préparatoires de médecine et de pharmacie.	reçus par les écoles supérieures et facultés mixtes.	TOTAL des pharmaciens de 2e classe.	TOTAL GÉNÉRAL
Reports ..	6.686	5.305	4.784	1.382	11.471	18.157
1883-1884	145	»	229	78	307	452
1884-1885	128	»	185	74	259	387
1885-1886	175	»	217	105	322	497
1886-1887	215	»	242	126	368	583
1887-1888	208	»	285	129	414	622
1888-1889	171	»	302	116	418	589
1889-1890	176	»	306	128	434	610
1890-1891	170	»	280	120	400	570
1891-1892	209	»	258	116	374	583
1892-1893	239	»	266	126	392	636
1893-1894	223	»	234	131	365	588
Totaux ..	8.745	5.305	7.588	2.631	15.524	24.269

Nota. — Cette statistique est extraite de 1814 à 1873, d'un rapport fait au Conseil d'Etat, en 1875, par M. Silvy, ancien directeur de l'Enseignement supérieur.

A partir de 1875, elle est établie par année scolaire, d'après les documents du Ministère de l'instruction publique.

Tableau comparatif

De l'exercice de la Pharmacie en 1874 et 1894.

DÉPARTEMENTS	NOMBRE DE PHARMACIES		DIFFÉRENCE	
	en 1874	en 1894	en plus	en moins
Ain......................	37	64	27	»
Aisne	71	112	41	»
Allier....................	49	85	36	»
Alpes (Basses-)...........	21	18	»	3
Alpes (Hautes-)..........	13	11	»	2
Alpes-Maritimes..........	58	80	22	»
Ardèche..................	27	40	13	»
Ardennes.................	36	52	16	»
Ariège...................	39	29	»	10
Aube.....................	30	40	10	»
Aude.....................	68	91	23	»
Aveyron..................	63	64	1	»
Bouches-du-Rhône........	156	177	21	»
Calvados.................	113	126	13	»
Cantal...................	27	31	4	»
Charente.................	52	74	22	»
Charente-Inférieure	70	118	48	»
Cher.....................	38	62	24	»
Corrèze..................	29	51	22	»
Corse....................	62	42	»	20
Côte-d'Or................	54	79	25	»
Côtes-du-Nord	37	49	12	»
Creuse...................	34	44	10	»
Dordogne	69	91	22	»
Doubs....................	34	57	23	»
A reporter......	1.287	1.687	435	35

DÉPARTEMENTS	NOMBRE DE PHARMACIES		DIFFÉRENCE	
	en 1874	en 1894	en plus	en moins
Reports.......	1.287	1.687	435	35
Drôme....................	40	60	20	»
Eure....................	99	100	1	»
Eure-et-Loir.............	31	47	16	»
Finistère.................	41	63	22	»
Gard....................	88	86	»	2
Garonne (Haute-).........	129	128	»	1
Gers....................	86	92	6	»
Gironde.................	205	343	138	»
Hérault..................	102	143	41	»
Ille-et-Vilaine............	70	82	12	»
Indre...................	37	57	20	»
Indre-et-Loire	45	66	21	»
Isère	81	123	42	»
Jura....................	39	46	7	»
Landes..................	40	49	9	»
Loir-et-Cher	30	40	10	»
Loire...................	70	126	56	»
Loire (Haute-)...........	22	32	10	»
Loire-Inférieure..........	80	148	68	»
Loiret..................	54	67	13	»
Lot....................	45	56	11	»
Lot-et-Garonne..........	83	92	9	»
Lozère	11	10	»	1
Maine-et-Loire..........	68	94	26	»
Manche.................	114	100	»	14
Marne..................	48	90	42	»
Marne (Haute-)..........	25	33	8	»
A reporter.......	3.070	4.060	1.043	53

DÉPARTEMENTS	NOMBRE DE PHARMACIES		DIFFÉRENCE	
	en 1874	en 1894	en plus	en moins
Reports.....	3.070	4.060	1.043	53
Mayenne.................	34	42	8	»
Meurthe-et-Moselle.......	45	85	40	»
Meuse....................	29	42	13	»
Morbihan	26	42	16	»
Nièvre...................	35	60	25	»
Nord....................	201	366	165	»
Oise....................	57	89	32	»
Orne	60	65	5	»
Pas-de-Calais...........	102	142	40	»
Puy-de-Dôme.............	57	93	36	»
Pyrénées (Basses-)	66	76	10	»
Pyrénées (Hautes-).......	44	49	5	»
Pyrénées-Orientales......	41	51	10	»
Rhin (Haut-) partie franç.	10	16	6	»
Rhône...................	188	263	75	»
Saône (Haute-)..........	41	57	16	»
Saône-et-Loire..........	66	108	42	»
Sarthe..................	57	60	3	»
Savoie..................	36	36	»	»
Savoie (Haute-)	36	31	»	5
Seine...................	820	1.198	378	»
Seine-Inférieure.........	210	236	26	»
Seine-et-Marne	60	78	18	»
Seine-et-Oise...........	112	200	88	»
Sèvres (Deux-)	27	47	20	»
Somme..................	71	113	42	»
Tarn	80	78	»	2
A reporter.....	5.681	7.783	2.162	60

DÉPARTEMENTS	NOMBRE DE PHARMACIES		DIFFÉRENCE	
	en 1874	en 1894	en plus	en moins
Reports....	5.681	7.783	2.162	60
Tarn-et-Garonne	53	62	9	»
Var....................	85	89	4	»
Vaucluse................	58	54	»	4
Vendée..................	42	61	19	»
Vienne	45	54	9	»
Vienne (Haute-).........	43	64	21	»
Vosges	46	64	18	»
Yonne..................	39	51	12	»
Province d'Alger........	34	70	36	»
— d'Oran..........	21	39	18	»
— de Constantine .	23	51	28	»
Totaux....	6.170	8.442	2.636	64

RÉSUMÉ

1894.	8.442
1874.	6.170
Différence en plus.	2.272

Tableau comparatif

Indiquant par département, le rapport du nombre des pharmacies, avec la population, en 1874 et en 1894.

DÉPARTEMENTS.	POPULATION		NOMBRE de Pharmacies		RAPPORT du nombre de Pharmacies, par 100.000 h.	
	en 1874.	en 1894.	en 1874.	en 1894.	en 1874.	en 1894.
Ain.............	363.290	364.408	37	64	10.1	17.5
Aisne	552 439	555.925	71	112	12.8	20.1
Allier	390.812	424.582	49	85	12.6	20 »
Alpes (Basses-)..	139.332	129.454	21	18	15.1	13.9
Alpes (Hautes-)..	118.898	122.924	13	11	11 »	9 »
Alpes-Maritimes.	199.037	238.037	58	80	29.1	33.6
Ardèche	380.277	375.472	27	40	7.1	10.6
Ardennes	320.217	332.759	36	52	11.2	15.6
Ariège..........	246.298	237.619	39	29	15.8	12.2
Aube...........	255.687	357.374	30	40	11.7	15.5
Aude...........	285.927	332.080	68	91	23.7	27.3
Aveyron........	402.274	415.826	63	64	15.6	15.4
Bouches-du-R....	554.911	604.857	156	177	28.1	29.3
Calvados	454.012	437.267	113	126	24.8	28.8
Cantal	231.867	241.742	27	31	11.6	12.8
Charente	367.520	366.408	52	74	14.1	20.2
Charente-Infér...	465.653	462.803	70	118	15 »	25.5
Cher...........	335.392	355.349	38	62	11.3	18.5
Corrèze.........	302.746	326.494	29	51	9.6	15.6
Corse..........	258.507	278.501	62	41	24 »	15.1
Cote-d'Or.......	374.510	381.574	54	79	14.4	20.7
Côtes-du-Nord...	622.695	628.256	37	49	5.9	7.8
Creuse..........	274.663	284.942	34	44	12.4	15.4
Dordogne........	480.141	492.205	69	91	14.3	18.4
Doubs..........	291.251	310.963	34	57	11.6	18.3
Drôme..........	320.417	314.615	40	60	12.5	18.7
Eure...........	377.874	358.824	99	100	26.1	27.8
Eure-et-Loir	282.622	283.719	31	47	10.9	16.5
A reporter....	9.649.469	9.914.979	1.457	1.894	»	»

Nota. — La population de 1894 est basée sur le recensement de 1891.

DÉPARTEMENTS.	POPULATION		NOMBRE de Pharmacies		RAPPORT du nombre de Pharmacies, par 100.000 h.	
	eu 1874.	en 1894.	en 1874.	en 1894	en 1874.	en 1894.
Reports..	9.649.469	9.914.979	1.459	1.894		
Finistère	642.963	707.820	41	63	6.3	8.9
Gard............	422.131	417.099	88	86	20.9	20.6
Garonne (Haute-)	479.362	481.169	129	128	26.9	26.6
Gers...............	284.717	274.391	86	92	31.6	33.5
Gironde.........	705.149	775.845	205	343	29 »	44.2
Hérault.........	429.878	439.044	102	143	23.7	32.6
Ille-et-Vilaine...	589.532	621.384	70	82	11.8	13.2
Indre............	277.693	296.147	37	57	13.3	19.3
Indre-et-Loire...	317.027	340.921	45	66	14.1	19.4
Isère............	575.784	581.680	81	123	14 »	21.1
Jura.............	287.634	281.292	39	46	13.5	16.3
Landes...........	300.528	302.266	40	49	13.3	16.2
Loir-et-Cher......	268.801	279.214	30	40	11.1	14.3
Loire............	550.611	603.384	70	126	12.7	20.8
Loire (Haute-)...	308.732	320.063	22	32	7.1	10 »
Loire-Inférieure.	602.206	643.884	80	148	13.2	22.9
Loiret	353.021	375.905	54	67	15.2	17.8
Lot..............	281.404	271.514	45	56	16 »	20.7
Lot-et-Garonne..	319.289	307.437	83	92	26 »	29.9
Lozère	135.190	141.264	11	10	8.1	7 »
Maine-et-Loire...	518.471	527.680	68	94	13.1	17.8
Manche.........	544.776	520.865	114	100	20.9	18.8
Marne...	386.157	429.594	48	90	12.4	20.9
Marne (Haute-)..	251.196	247.781	25	33	9.9	13.3
Mayenne........	350.637	340.063	34	42	9.7	12.3
Meurthe-et-M....	365.137	431.693	45	85	12.3	19.7
Meuse..........	284.725	291.971	29	42	10.2	14.3
Morbihan.......	490.352	535.256	26	42	5.3	7.8
Nièvre..........	339.917	347.964	35	60	10.2	17.2
Nord...........	1.447.764	1.690.184	201	366	13.8	21.6
A reporter...	22.758.253	23.737.753	3.440	4.697	»	»

DÉPARTEMENTS.	POPULATION		NOMBRE de Pharmacies		RAPPORT du nombre de Pharmacies, par 100.000 h.	
	en 1874.	en 1894.	en 1874.	en 1894.	en 1874.	en 1894.
Reports..	22.758.253	23.739.753	3.440	4.697		
Oise...............	396 804	403.146	57	89	14.7	22 »
Orne.............	398.250	367.248	60	65	15 »	17.7
Pas-de-Calais....	761.158	853.526	102	142	13.4	16.6
Puy-de-Dôme....	566.463	570.954	57	93	10 »	16.2
Pyrénées (B.-)...	426.700	433.000	66	76	15.4	17.5
Pyrénées (H.-)...	235.156	234.825	44	49	18.7	20.8
Pyrénées-O......	191.856	221.487	41	51	21.4	23 »
Rhin (H.-) p. fr..	56.781	79.758	10	16	17.8	20.2
Rhône...........	670.247	772.912	188	263	28 »	34 »
Saône (Haute-)...	303.088	290.954	41	57	13.5	19.6
Saône-et-Loire...	598.344	625.885	66	108	11 »	17.2
Sarthe...........	446.603	436.111	57	60	12.8	16 »
Savoie..........	267.958	267.428	36	36	13.4	13.4
Savoie (Haute-)..	273.027	275.018	36	31	13.2	11.2
Seine...........	2.220.060	3.141.595	820	1198	36.9	38.1
Seine-et-Marne..	341.490	355.136	60	78	17.5	21.9
Seine-et-Oise....	580.180	618.089	112	200	19.3	32.8
Seine-Inférieure..	790.022	833.386	210	236	26.5	28.9
Sèvres (Deux-)...	331.243	353.766	27	47	8.1	13.2
Somme..........	557.015	548.982	71	113	12.7	20.6
Tarn.............	352.718	358.757	80	78	22.7	21.7
Tarn-et-Garonne.	221.619	214.046	53	62	23.9	28.9
Var.............	293.757	283.689	85	89	29 »	31.4
Vaucluse.........	263.451	241.787	58	54	22 »	22.4
Vendée..........	401.446	434.898	42	61	10.4	14 »
Vienne	320.598	312.783	45	54	14 »	15.7
Vienne (Haute-).	322.447	363.182	43	64	13.3	19.6
Vosges..........	392.988	413.707	46	64	11.7	15.4
Yonne...........	363.608	355.364	39	51	10.7	14.4
Algérie...........	»	»	78	160	»	»
Totaux...	36.103 381	38.431.154	6.170	8.442	»	»

État des grades

De Pharmacien de 1re et de 2e classe, conférés de 1814 à 1894 par l'École supérieure de pharmacie de Paris.

ANNÉES.	PHARMACIENS		TOTAL	ANNÉES.	PHARMACIENS		TOTAL
	de 1re cl.	de 2e cl.			de 1re cl.	de 2e cl.	
1814	30	»	30	Reports.	1.475	»	1.475
1815	31	»	31				
1816	52	»	52	1839	99	»	99
1817	39	»	39	1840	121	»	121
1818	46	»	46	1841	88	»	88
1819	38	»	38	1842	155	»	155
1820	36	»	36	1843	181	»	181
1821	48	»	48	1744	177	»	177
1822	57	»	57	1845	92	»	92
1823	53	»	53	1846	68	»	68
1824	61	»	61	1847	70	»	70
1825	71	»	71	1848	47	»	47
1826	66	»	66	1849	58	»	58
1827	50	»	50	1850	67	»	67
1828	62	»	62	1851	53	»	53
1829	60	»	60	1852	66	»	66
1830	66	»	66	1853	81	»	81
1831	50	»	50	1854	75	»	75
1832	53	»	53	1855	111	1	112
1833	87	»	87	1856	92	8	100
1834	77	»	77	1857	80	7	87
1835	85	»	85	1858	67	13	80
1836	88	»	88	1859	47	7	54
1837	81	»	81	1860	50	15	65
1838	88	»	88	1861	38	19	57
A reporter.	1.475	»	1.475	A reporter.	2.458	70	2.528

ANNÉES.	PHARMACIENS		TOTAL	ANNÉES.	PHARMACIENS		TOTAL
	de 1re cl.	de 2e cl.			de 1re cl.	de 2e cl.	
Reports.	2.458	70	2.528	*Reports.*	3.627	715	4.342
1862	56	6	62	1979	90	38	128
1863	35	21	56	1880	73	43	116
1864	50	11	61	1881	52	26	78
1665	52	13	65	1882	48	36	84
1866	43	12	55	1883	46	33	79
1867	56	9	65	1884	53	18	71
1868	61	29	90	1885	41	18	59
1869	79	64	143	1886	86	32	118
1870	65	46	111	1887	106	36	142
1871	57	27	84	1888	86	41	127
1872	91	50	141	1889	96	40	136
1873	106	68	174	1890	98	35	133
1874	96	89	185	1891	87	32	119
1875	92	66	158	1892	119	30	149
1876	60	45	105	1893	130	43	173
1877	76	56	132	1894	128	36	164
1878	94	33	127	»	»	»	»
A reporter.	3.627	715	4.342	Totaux.	4.966	1.252	6.218

Statistique

Des inscriptions prises à l'Ecole supérieure de Pharmacie de Paris depuis l'année scolaire 1884-1885.

ANNÉES.	NOMBRE d'étudiants ayant pris des inscriptions.		TOTAL.	NOMBRE d'inscriptions prises.		TOTAL.
	1re classe	2e classe		1re classe	2e classe	
1884-1885	325	256	584	1.201	978	2.179
1885-1886	322	256	578	1.218	958	2.176
1886-1887	298	290	588	1.145	1.086	2.231
1887-1888	307	282	589	1.108	1.060	2.168
1888-1889	339	236	575	1.273	851	2.124
1889-1890	373	224	597	1.337	798	2.135
1890-1891	389	218	607	1.431	766	2.197
1891-1892	429	201	630	1.601	721	2.322
1892-1893	479	205	684	1.788	748	2.536
1893-1894	560	188	748	2.108	697	2.805
1894-1895	631	219	850	2.371	813	3.184
Totaux...	4.452	2.578	7.030	16.561	9.476	26.057

Statistique

Des examens subis à l'École supérieure de Pharmacie de Paris depuis l'année scolaire 1884-1885.

ANNÉES.	EXAMENS de validation de stage.		EXAMENS de fin d'année.		EXAMENS de fin d'études.		TOTAL	AJOURNÉS.	PROPORTION p. 0/0 des ajournements.
	1re classe	2e classe	1re classe	2e classe	1re classe	2e classe			
1884-1885	84	119	377	307	181	116	1184	358	30.23
1885-1886	65	96	381	299	286	135	1262	350	27.73
1886-1887	69	101	343	282	397	148	1340	344	25.67
1887-1888	91	92	363	279	373	194	1392	391	28.08
1888-1889	89	95	383	267	343	192	1369	420	30.67
1889-1890	110	86	404	255	376	175	1406	412	29.30
1890-1891	96	49	420	247	393	185	1390	402	28.90
1891-1892	109	56	472	210	445	166	1458	398	27.29
1892-1893	132	49	526	223	611	258	1799	413	22.95
1893-1894	120	38	658	241	610	204	1871	408	21.80
1894-1895	111	40	681	215	736	213	1996	409	20.49
Totaux..	1076	821	5008	2825	4751	1986	16467	4305	»

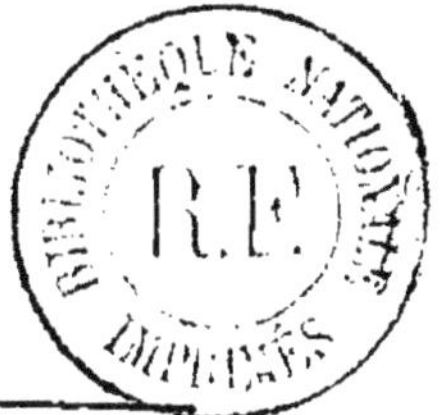

Paris. — Imp. F. Pichon, 282, rue Saint-Jacques, et 24, rue Soufflot.

9 782019 292003